Kapitel I

Was ist Heißhunger ?

Welche Heißhungerarten gibt es?

Heißhunger kann lästig sein und deinen Alltag, ja sogar dein ganzes Leben beeinflussen. Er frisst sich in dein Bewusstsein und kontrolliert dein Essverhalten maßgeblich. Damit du wirklich begreifen kannst, was Heißhunger ist und was es mit den Fressattacken auf sich hat, musst du erst mal wissen, was Hunger ist. Besonders wichtig ist das, weil Heißhunger oft mit Hunger verwechselt wird, was grundlegend falsch ist.

Mit Hunger, sagt dein Körper dir in erster Linie, dass er Nährstoffe benötigt. Nährstoffe aufzunehmen heißt für deinen Körper wiederum, dass er Energie bekommt, die er für quasi alles braucht. Sei es die Verdauung selbst, das Sitzen auf der Couch oder der anstehende Marathon – ohne Energie kann dein Körper nichts machen, er würde sterben. Deswegen müssen wir alle essen, aus der Nahrung zieht der Körper nun mal die nötigen Nährstoffe, die Energie. Wie du sicher weißt, müssen nicht nur wir Menschen essen, sondern auch jedes andere Lebewesen auf der Welt. Lediglich die Bedürfnisse und die Mengen sind unterschiedlich.
Es gibt aber nicht nur Unterschiede von Rasse zu Rasse. Auch unter den Menschen gibt es Unterschiede. Nicht zuletzt spielen der eigene Lebensstil und die Umgebung wichtige Rollen. Es ist nicht das Gleiche, ob du einen Bürojob hast oder auf dem Bau arbeitest. Es macht auch einen Unterschied, ob du in einer warmen und sonnigen oder kühlen und regnerischen Gegend wohnst. Vermutlich hast du selbst schon gemerkt, dass dein Körper im Sommer andere Bedürfnisse hat als im Winter.
Tatsächlich solltest du dich aus diesen Gründen nicht verrückt machen, wenn du mehr oder weniger isst, als der Durchschnitt. Auch hat jeder Körper einen anderen Stoffwechsel und überhaupt eine andere Verwertung. Was in Büchern steht, entspricht meist der Norm, du musst aber nicht der Norm entsprechen!

Das Hungergefühl von uns Menschen wird von einer Reihe an sehr komplexen Mechanismen angeregt und reguliert. Verschiedene Dinge haben Einfluss darauf, wie etwa die körpereigenen Hormone und die verschiedenen Nerven. Weiter können Trigger von außen Einfluss haben und diese Mechanismen anregen oder einschränken. Im Grunde kannst du aber dein Gehirn als Zentrale sehen, welche den Körper analysiert und die ganzen Signale empfängt. Unter anderem Signale zum Hunger. Dem Gehirn wird also signalisiert ob der Körper wieder Energie braucht und welche Nährstoffe benötigt werden. Tatsächlich steuert das Gehirn auch, was gegessen wird, die Instinkte lenken in die richtige Richtung. Was wir häufig nur als Appetit bezeichnen, ist meist ein Hinweis auf die Nährstoffe, die gebraucht werden.

Das Magenknurren wiederum wird dank verschiedener Rezeptoren ausgelöst die aufzeigen, dass der Magen ungenügend gefüllt oder gar leer ist. Dann hört man ein lautes Grummeln und spürt, wie der Magen sich verkrampft und blubbert. Dem Gehirn wird signalisiert, dass das Verdauungsorgan wieder Arbeit benötigt – du bekommst Hunger.

Heißhunger wiederum hat selten wirklich etwas mit körperlichen Bedürfnissen an sich zu tun. Es ist meist vielmehr ein Verlangen welches sich häufig auf bestimmte Lebensmittel beschränkt und nur manchmal ein tatsächliches Nährstoffdefizit aufzeigt. Hast du Heißhunger, willst du nicht einfach den leeren Magen füllen, sondern etwas bestimmtes essen. Bei vielen liegt hier der Fokus auf Schokolade oder herzhafte Snacks. Oft besteht auch eine generelle Vorliebe, die dann häufig auftretende Heißhungerattacken übergeht.

Fressattacken beziehen sich fast immer auf ungesunde Lebensmittel. Nur in äußerst seltenen Fällen gibt es tatsächlich Heißhungerattacken auf bestimmtes Obst und Gemüse.

Die hauptsächliche Konzentration einer solchen Attacke besteht darauf, möglichst schnell möglich viel Zucker oder Fett zu konsumieren.

Auch wenn sich in vielerlei Hinsicht über Heißhunger lustig gemacht wird, da es für Außenstehende unter Umständen amüsant wirkt, wenn eine Person aus dem Umfeld plötzlich große Mengen an Süßkram oder Junkfood zu sich nimmt, so ist Heißhunger nicht auf die leichte Schulter zu nehmen. Wenn du Heißhunger hast, ist das ein Warnsignal deines Körpers. Der tatsächliche Auslöser kann unterschiedlich sein, aber meist findet sich die Ursache in körperlichen und psychischen Krankheiten oder in Nährstoffmangel. Der Körper sagt, dass dringend etwas benötigt wird, weswegen kurzfristig etwas Bestimmtes konsumiert werden soll. Allerdings wissen wir Menschen die Signale meist nicht richtig zu deuten, weswegen wir dann unkontrolliert etwas konsumieren was das eigentliche Problem nicht behebt, aber uns zumindest kurzweilig befriedigt. Du kennst es sicher auch, dass nach der ganzen Tafel Schokolade, der Tüte Chips oder dem Überfall auf eine bekannte Fast-Food-Kette der Körper scheinbar zufrieden ist.

Eigentlich ist es aber gar nicht so schwer, dass du deinen eigenen Körper analysieren und verstehen kannst, was er braucht. Du musst dir nur Zeit nehmen und etwas in dich hineinhorchen. Mach dir aber keinen Kopf, wenn du das nicht tust oder nicht kannst, denn so geht es vielen, wenn sie zuvor nicht bewusst versucht haben zu verstehen, wo die Fressattacken herkommen. Früher hat sich der Mensch fast ausschließlich so ernährt, wie man es heute mit Fressattacken tut. Der Mensch hat gejagt, die Beute verzehrt und konnte erst nach der nächsten erfolgreichen Jagd wieder speisen. Also hat er sich über den Hunger hinaus vollgegessen, um bis zur nächsten erfolgreichen Erbeutung durchzuhalten.
Wenn du darauf achtest, was du konsumierst, wenn du Heißhunger hast, kannst du zumindest schnell feststellen, in welche Richtung deine Fressattacken gehen und was dein Heißhunger im Grunde aussagt.

Welche Heißhungerarten gibt es?
Es gibt verschiedene Arten von Heißhunger, welche dir dabei helfen können herauszufinden, was das Problem deines Kopfes oder deines Körpers ist – warum du überhaupt die Heißhungerattacken hast.

Heißhunger auf Kohlenhydrate durch Süßigkeiten und süße Speisen
Die wohl häufigste Art der Heißhungerattacken ist die auf süße Speisen und Süßigkeiten. Dazu zählen Schokolade, Pralinen, Pudding, Mousse, Kekse, Plätzchen, sowie Kuchen, Torten und Ähnliches. Diese enthalten

viel Zucker und Fette. Der Blutzuckerspiegel steigt rasant an, wenn diese Lebensmittel zugeführt werden. Wenn ein solcher Heißhunger besteht, heißt das oft, dass der Blutzuckerspiegel viel zu niedrig ist und dieser deswegen möglichst schnell steigen sollte. Dein Körper signalisiert dir also, dass du viel Zucker in kurzer Zeit brauchst und lenkt dich so, dass du entsprechende Lebensmittel zu dir nimmst. Allerdings muss hierbei der Blutzucker nicht tatsächlich zu niedrig sein, sondern kann auch einfach niedriger sein, als dein Körper es gewohnt ist oder tolerieren möchte. Es kann also auch eine krankhafte oder psychische Unterzuckerung sein.

Gezuckerte Lebensmittel enthalten Glucose – Kohlenhydrate bestehen aus den Molekülen der Glucose. Das heißt, dass gezuckerte Speisen viele Kohlehydrate enthalten. Benötigt der Körper diese oder Glutamin oder Aminosäuren, dann will er Zucker und giert nach diesem.

Weitere als Auslöser für Heißhunger auf Süßkram ist ein körperlicher, krankhafter oder psychischer Mangel an Serotonin, welcher als Glückshormon einen großen Einfluss auf das Gemüt hat.

Diese Art Heißhunger ist aber nicht mit dem Heißhunger auf Süßkram zu verwechseln, der durch Essgewohnheiten entsteht. Zwar handelt es sich bei diesen auch um eine Art Heißhunger, ist aber im Grunde rein im Kopf ausgelöst, nicht vom Körper selbst. Der Körper reagiert dann erst bei Wegfall dieser „Belohnung", nicht aber, wenn er sie weiter regelmäßig zugeführt bekommt.

Heißhunger auf gesalzene Snacks und herzhafte Speisen
Manche Menschen haben ständig Heißhunger auf herzhafte Speisen und salzige Snacks. Solltest du auch dazu gehören, dann hast du vielleicht schon mal ein Defizit in Sachen Blutdruck oder Schilddrüsenfehlfunktionen bemerkt. Häufig werden Fressattacken auf Salziges durch Schilddrüsenfehlfunktionen ausgelöst, aber auch durch erhöhten Blutdruck. Weitere Ursachen für Heißhunger dieser Art können verschiedene Mangel an Nährstoffen, zu lange Essenspausen, zu viele Snackeinheiten und Probleme mit der Nebenniere sein. Weiter kann zum Beispiel auch zu starkes Schwitzen überhaupt erst einen Mineralstoffmangel und Mangel

an Spurenelementen auslösen.

Besteht also ständig Heißhunger auf herzhafte und salzige Speisen, solltest du das keinesfalls einfach abwinken. Fressattacken dieser Art können ein wichtiger Hinweis auf Krankheiten und eine grundlegende Fehlernährung sein. Außerdem kann diese Art Heißhunger auch seine Ursache in Schlafmangel finden. Hast du also zu wenig Schlaf und viel Heißhunger auf Salziges, dann kannst du ahnen, wieso das so ist. Tatsächlich kann sogar Heißhunger auf Käse eine Warnung durch zu viel Stress, aber auch ein Hinweis auf Kalziummangel sein. Verspürst du also Heißhunger auf herzhafte oder salzige Snacks und Speisen, so kann es durchaus sinnvoll sein in dich hineinzuhorchen und zu überlegen, worin die Ursache liegen kann. Vor allem Schlafmangel ist eine Ursache, die oft nicht ernst genommen wird. Schilddrüsenfehlfunktionen sind wiederum eine häufige Ursache die nicht entdeckt wird, da die Symptome einer solchen Fehlfunktion nicht selten abgetan werden, da sie meist schleichend kommen.

Heißhunger am Abend

So vielfältig die Ursachen von Heißhungerattacken auf salzige und süße Snacks auch sind, der Heißhunger am Abend lässt sich überwiegend auf eine Ursache eingrenzen: Mangel am Tag. Hast du am Tag nichts oder zu wenig gegessen, dann ist der Körper am Abend erschöpft, der Blutzuckerspiegel ist im Keller und der Körper schüttet ganz viel Cortisol aus. Er ist gestresst, auch wenn du das nicht bewusst wahrnimmst. Durch eine Heißhungerattacke will der Körper sich dann das holen, woran es ihm den ganzen Tag über gemangelt hat.

Ursachen für Heißhungerattacken

Die Ursachen für Heißhungerattacken genannt zu bekommen, kann dir zwar helfen, zeigt dir aber nicht genauer auf, wo dein Defizit liegt. Manchmal muss man um die Ecke denken, manchmal hat eine Ursache aber selbst eine Ursache, die eine Ursache hat und dann kommst du nicht darauf, was dein Körper denn nun wirklich für ein Problem hat.

Heißhunger aufgrund von Schlafmangel

Zu wenig Schlaf ist ungesund für deinen Körper, denn dieser benötigt ausreichenden Schlaf dringend, um genügend Kraft zu tanken und für den Tag gewappnet zu sein. Schlaf an sich ist der Grundbaustein für den Tag, besteht aber ein Schlafmangel, dann ist der Körper gestresst und nicht ausreichend gewappnet. Ein Tag zu wenig Schlaf lässt nicht gleich Fressattacken entstehen, muss dein Körper aber ständig mit zu wenig Schlaf zurechtkommen, tut er das irgendwann nicht mehr und holt sich durch Heißhungerattacken und entsprechend entstehende Fehlernährung in etwa das, was er benötigt. Oft ist das Zucker, den der Körper in Energie umwandeln kann. Es ist sogar wissenschaftlich bewiesen, dass Menschen mit langfristigem Schlafmangel, einen gesteigerten Appetit auf ungesundes, oft stark zuckerhaltiges Essen haben. Wie viel Schlaf der Mensch tatsächlich benötigt, um ausreichend ausgeruht zu sein, ist von Person zu Person unterschiedlich und vom Alltag und Job abhängig. Eine Person die geistig oder körperlich stark gefordert wird, benötigt mehr Schlaf als eine Person, die weder geistig noch körperlich angestrengt wird. Der menschliche Körper benötigt mindestens 6 Stunden Schlaf am Tag, optimal und besonders bei sehr aktiven Menschen zu empfehlen, sind eher 8 Stunden Schlaf am Tag.

Sollte der Schlafmangel nicht aus zeitlichen Gründen bestehen, ist die Ursache zu finden, weswegen der Schlafmangel besteht.

Viele Menschen trinken zu später Stunde noch einen Kaffee oder Energydrinks. Beides enthält Koffein, welches eine belebende Wirkung hat und bei vielen Menschen das Einschlafen verhindert. Auch Eistee und schwarzer Tee sind nicht zu unterschätzen, denn auch diese können dafür sorgen, dass der Körper nicht zur Ruhe kommt.

Auch eine unzureichende Down Phase kann das Einschlafen verhindern. Bei vielen ist es eine Gewohnheitssache, generell sollte der Körper aber erst mal „herunterfahren", bevor er in den Schlaf geleitet wird. Sich direkt nach der Arbeit hinzulegen, kann also Probleme beim Einschlafen verursachen.

Auch ein häufiger Grund des Schlafmangels ist innere Unruhe. Hast du einen Job, der dich psychisch anstrengt oder hast du private oder berufliche Probleme, dann lässt dich das vielleicht psychisch nicht los. Denkst du ständig drüber nach, kommt der Körper in keine richtige Ruhephase und kann entsprechend nicht in den Schlaf fallen.

Schlafmangel und Einschlafprobleme können aber auch eine gesundheitliche Ursache haben. Auch hier liegt nicht selten die Ursache bei der Schilddrüse, es können aber auch andere Organe betroffen sein, die nicht zwingend eine direkte Auswirkung auf den Schlafmangel an sich haben müssen, aber sich durch Symptome auf den Schlaf auswirken können. Zum Beispiel können Probleme mit den Nieren den Schlaf durch häufig nötiges Wasserlassen unterbrechen und so Schlafmangel verursachen. Tatsächlich haben Heißhunger und Schlafmangel nicht nur dadurch eine Verbindung, dass der Körper versucht durch den Schlafmangel die fehlende Energie aus Zucker zu schöpfen, sondern auch, weil bei zu wenig Schlaf der Leptingehalt sinkt, der sich im Körper befindet. Leptin ist aber ein Hormon, welches der Körper für das Sättigungsempfinden benötigt. Ist der Leptingehalt im Körper zu niedrig, kann das dafür sorgen, dass der Körper keine Sättigung empfindet. Damit ist es essenziell wichtig für eine gesunde Ernährung. Ausreichender und ruhiger Schlaf ist also wichtig für den Körper. Dieser beginnt idealerweise noch vor 23 Uhr und findet nicht in der Nähe von Geräten statt, die angeschlossen oder eingeschaltet sind, da diese durch Strahlungen die Ruhe des Körpers behindern können.

Kapitel II

Heißhunger aufgrund von Candida-Pilzbefall

Heißhunger aufgrund von Candida-Pilzbefall

Sieht man sich die heutige Ernährung an, dann findet man kaum noch Ähnlichkeit zu der Ernährung der Menschen von vor hunderten von Jahren. Heutzutage verschlackt der Darm, die Darmflora selbst muss teilweise stark unter der oft einseitigen, fettigen und wenig nährstoffreichen Nahrung leiden, die voll von künstlichen Zusatzstoffen und schädlichen Inhalten ist. Zwar sind diese in geringem Maße verzehrbar, das heißt aber nicht, dass sie dem Körper nicht dennoch schaden. Aufgrund der gestörten Darmflora können sich Mikroorganismen hervorragend ausbreiten. Allerdings schaden sie der Verdauung und dem Körper selbst. Es kann dazu kommen, dass der Körper von den sogenannten Candida Pilzen befallen wird. Allgemein unterstützt die heute oft ballaststoffarme aber zuckerreiche Ernährung den Befall durch Pilze. Grund hierfür ist, dass der Zucker den Pilzen Energie gibt, denn viele Pilze ernähren sich unter anderem von Zucker und den anderen Resten der Lebensmittel. Weiter sorgt ein Mangel an Ballaststoffen dafür, dass die Nahrung länger im Darm verbleibt. Das wiederum sorgt dafür, dass die Nahrung die Darmwand stärker abreibt und sie somit beschädigt. So können sich die Pilzfäden hervorragend an der Darmwand festsetzen und die Verdauung insoweit beeinträchtigen, dass die Darmwand die Nährstoffe nicht mehr oder nur schlecht aufnehmen kann. Das heißt, obwohl du isst, bekommt dein Körper die im Essen enthaltenen Nährstoffe nicht ab. So kann es zu einem Nährstoffmangel kommen, der wiederum Fressattacken schürt. Weiter kann der Candida-Pilzbefall insofern den Heißhunger zusätzlich fördern, dass er sich die Bestandteile aus der Nahrung nimmt, die er selbst benötigt und bevorzugt. Meist handelt es sich hierbei um kohlehydratreiche Produkte, da diese von Candida und anderen Pilzen bevorzugt werden.

Im Grunde heißt das, dass dich der Pilz bei einem Befall steuert. Du fütterst ihn, ohne dies bewusst zu tun Und genau dieser Heißhunger ist am Ende nicht nur schädlich für dich und deine Figur, sondern auch an sich für den Körper, denn wenn du den Pilz fütterst wird er immer stärker und schränkt deine Nährstoffaufnahme immer mehr ein.

Lass dich also nicht beirren. Besonders wenn du früher kein Fan von Süßigkeiten warst, heute aber ständig Appetit darauf hast, kann es sein, dass dein Appetit gar nicht echt ist, sondern einfach die Darmparasiten gefüttert werden wollen.

Markant für Heißhunger durch eine Pilzerkrankung des Darms ist, dass er fast immer auf süße, zuckerhaltige Speisen abzielt, weniger auf salzige, herzhafte Nahrung, da der Pilz ja Zucker und andere Kohlehydrate bevorzugt.

Gegen einen Candida Pilzbefall kann eine Entgiftung, eine Darmreinigung oder eine Darmreinigungskur helfen. Auch vitalstoffreiche Kost unterstützt den Kampf gegen den Pilz. Dabei hilft es auch zumindest zeitweise komplett auf Zucker und helles Mehl zu verzichten.

Kapitel III

Heißhunger aufgrund von Dehydrierung

Heißhunger aufgrund von Dehydrierung

Nicht ganz mit dem herkömmlichen Heißhunger zu vergleichen, aber doch auch ein fehlgeleiteter Hunger, ist das Hungergefühl, welches aufgrund von Dehydrierung entstehen kann. Zwar ist in diesem Fall kein direkter Heißhunger auf bestimmte Dinge vorhanden, auch nicht direkt auf süß oder salzig, du kannst aber durchaus ein allgemeines Hungergefühl verspüren, nur weil du Durst hast. Bevor du etwas isst, kann es also durchaus sinnvoll sein, zuvor ein bis zwei Gläser zu trinken und so zu sehen, ob das Hungergefühl vielleicht verschwindet.

Hunger muss also nicht gleich heißen, dass du Hunger hast, sondern kann auch einfach bedeuten, dass du mal wieder etwas trinken solltest. Einfach den Durst zu löschen ist deutlich gesünder als einfach etwas zu essen, was sowieso nicht viel bringt, da es nicht das Bedürfnis ist, das dein Körper versucht dir verständlich zu machen.

Heißhunger aufgrund von Erschöpfung und Unterzuckerung.

Es ist ganz normal, dass du Hunger bekommst, wenn dein Körper mehr Energie benötigt und du länger nichts mehr gegessen hast. Das Problem ist, dass viele Lebensmittel zwar satt machen aber nicht lange satt halten. Viele davon haben einen hohen Fettgehalt und vor allem auch einen hohen Gehalt an Kohlehydraten. Im Grunde sind Kohlehydrate gleich Zucker und Getreide gleich Energie. Das heißt nicht, dass du theoretisch ein Kilo Zucker oder Mehl essen und plötzlich einhundert Kilo heben oder drei Tage wach bleiben kannst. Dennoch bist du nach Zuckerkonsum energetischer, wacher und motivierter. Auch sorgt Zucker für gute Laune. Das ändert sich, wenn der überschüssige Teil davon sich in Fett umwandelt und im Körper gespeichert wird.

Durch die ungesunde Ernährung wird der Körper auch an einen Blutzuckerspiegel gewöhnt, der eigentlich zu hoch ist. Entsprechend verlangt er aber auch eher nach Zucker als eigentlich nötig.

Ist der Körper bereits länger wach oder wurde zuletzt wenig Zucker konsumiert, kann der Blutzucker so weit sinken, dass der Körper nach schnellem Nachschub verlangt, was Heißhunger für süße Speisen bedeutet.

Weiter ist Getreide ein Problem. Auch dieses ist ein Kohlehydratspender, wird aber auch schnell in völligem Überschuss vertilgt. Der Anteil an Getreide den wir Menschen täglich zu uns nehmen sollten, ist hinsichtlich des tatsächlichen Konsums der meisten Personen, vergleichsweise viel kleiner. Das heißt, die meisten Menschen nehmen mehr Getreide zu sich als gesund ist. Das liegt unter anderem daran, dass viele sich nicht bewusst sind, worin überall Getreide ist. Dieser Kohlehydratespender ist für die Industrie ein günstiges Füllmittel von verschiedenen Speisen. Ebenso wie Zucker wird Getreide besonders bei Fastfood quasi unbemerkt zugeführt, wodurch vermutlich auch du mehr davon zu dir nimmst, als dir eigentlich bewusst ist. Zwar stehen diese Bestandteile auch unter den Zutaten und in den Nährwertangaben erkennt man sie auch anhand des Kohlehydrategehalts, bewusst wahrgenommen wird es aber selten.

Vor allem Weißmehlprodukte sind in Sachen Gewicht und Nährstoffen verhängnisvoll, denn sie landen auf den Hüften, wirklich wertvoll sind sie aber nicht für den Körper. Auch das Sättigungsgefühl setzt bei beispielsweise Weißbrot und Kaiserbrötchen erst viel später ein und hält auch weniger lange, als es bei Backwaren aus anderen Mehlsorten der Fall ist.

Wenn dein Körper nach Energie schreit, achte darauf für den Körper wertvolle Produkte zu konsumieren. Hierzu zählen zum Beispiel Trockenfrüchte, Nüsse und Obst. Diese kannst du in Maßen gut in Energie umwandeln und deinen Körper gleichzeitig mit Nährstoffen versorgen. Auch Hülsenfrüchte und Haferflocken sind super Energiespender und Ballaststoffreich. Diese ergeben auch im vorne herein einen hervorragenden Bestandteil eines Frühstücks, um den Tag gut zu beginnen.

Heißhunger aufgrund von Mineralstoff- und Vitaminmangel
Eigentlich ist es traurig und dennoch auch die Realität: Heißhunger aufgrund von Mangel an Mineralstoffen und Vitaminen, ist der mit am häufigsten existierende Heißhunger. Besonders aufgrund der Möglichkeit Hunger mit Fastfood schnell und einfach zu beseitigen und aufgrund der vielen Snacks und Lebensmittel mit chemischen Zusatzstoffen, essen wir oft vor allem die wenig wertvollen Lebensmittel und vergessen dabei

ganz, dem Körper auch gesundes zuzuführen. Leidest du unter Heißhunger, besteht also die Möglichkeit, dass du in der Vergangenheit zu wenig reichhaltige Nahrung wie Obst, Gemüse, Fleisch und wertvollem Getreide zu dir genommen hast. Blick zurück – hast du viele Fertiggerichte gegessen oder Speisen aus Schnellrestaurants? Vielleicht bestand deine Ernährung aber auch überwiegend aus Snacks, die deinem Körper kaum mehr als viel Zucker zugeführt haben?

Obst, Gemüse, Wasser, Saft, Salat, Hülsenfrüchte, Fisch und Fleisch sind alle gesund, wobei auch hier darauf zu achten ist, dass du dich ausgewogen ernährst, denn nur Gemüse, nur Obst oder nur Fisch und Fleisch ist nicht gesund. Es darf von allem etwas sein, dann kann der Körper sich alles nehmen, was er braucht. Tatsächlich kannst du auch mit verschiedenen Pflanzen deine Ernährung aufwerten, die bei den wenigsten ganz oben auf dem Speiseplan stehen, aber nicht zu verachten sind. Verschiedene Gräser, Sprossen, ja sogar Brennnesseln und Löwenzahn können deinem Körper viele gesunde Nährstoffe geben. Es sind aber auch Öle und Fette nicht zu verachten, denn auch wenn du hier darauf achten solltest, nicht zu viel davon zu dir zu nehmen, so sind sie dennoch essenziell wichtig.

Kapitel IV

Heißhunger aufgrund von Sucht.

Heißhunger aufgrund von Sucht

Heißhunger durch Sucht klingt wahrscheinlich erst mal verwirrend für dich, braucht es aber nicht, denn tatsächlich kann jeder von uns süchtig nach Lebensmitteln werden. Das kann bestimmte Lebensmittel betreffen, wie ein bestimmter Pudding eine bestimmte Pizza oder eine bestimmte Soße. Hierbei verliebst du dich quasi in den Geschmack, verzehrst das Produkt häufiger und gewöhnst dich letztendlich so sehr an den Geschmack, an das Ritual das Produkt zu essen, dass du denkst nicht mehr ohne es zu können.

Weiter kann aber auch Heißhunger aufgrund von Sucht bestimmte Bestandteile bestehen. Das betrifft am häufigsten Zucker. Tatsächlich leiden viele Menschen unter einer Zuckersucht, ohne dies zu wissen. Dann ist bereits der reguläre Blutzuckerwert eigentlich viel zu hoch und der Körper baut den Zucker auch schneller ab als bei einem Menschen mit bewusster Ernährung. Der Blutzuckerspiegel sinkt also schnell wieder, wodurch rasch nachgelegt werden muss. Menschen mit Zuckersucht sind häufig nervös, wenn sie nichts Süßes in greifbarer Nähe haben. Sie sind ständig am Naschen und essen, dann wiederum um den Körper ruhig zu stellen.

Weiter können aber natürlich auch andere Bestandteile unserer Ernährung süchtig machen. Dazu zählen unter anderem Kaffee, Salz, Alkohol, Weißmehl und Käse.

Wie bei jeder anderen Sucht wirkt sich der Konsum des Suchtstoffes beruhigend auf den Körper aus. Auch kann dabei Dopamin ausgeschüttet werden, ebenso wie andere Glücksbotenstoffe. Der Körper wird quasi belohnt, dass er dies oder jenes konsumiert hat. Soll eine solche Sucht bekämpft werden, muss ein richtiger Entzug erfolgen. Zwar ist hier nicht unbedingt mit Schweißausbrüchen, Krämpfen oder anderen Effekten zu rechnen, die bei Alkohol und Drogenentzug entstehen können, dennoch kann Nervosität, Unruhe und Unwohlsein entstehen. Am besten ist es den Körper Schritt für Schritt zu entwöhnen, die Gewohnheit zu zerbrechen und den Konsum zu reduzieren.

Kapitel V

Heißhunger aufgrund von Stress

Stress bedeutet, dass es viel zu tun gibt. Bei Heißhunger durch Stress kann es sich um körperlichen, sowie auch emotionalen Stress handeln. Körperlicher Stress führt einen schnellen und großen Energieabbau mit sich. Der Körper benötigt und braucht viel Energie um der Anstrengung gerecht zu werden. Wird er das nicht, kann es dazu kommen, dass Schwindel aufkommt, der Körper dem Stress nicht stand halten kann und wortwörtlich unter ihm einbricht. Spaß nicht mit körperlicher Anstrengung und sorge dafür, dass dein Körper mit ausreichend Energie versorgt ist. Gesunder Energie! Obst, Gemüse, Fleisch und Getreide können dafür sorgen, dass große Anstrengungen bewältigt werden können. Versorgst du deinen Körper nicht angemessen, holt er sich früher oder später die benötigte Energie. Dann tritt Heißhunger auf, der dafür sorgt, dass du deinem Körper schnelle, ungesunde Energie durch Snacks, Fastfood und Süßigkeiten zuführst.

Weiter gibt es Stress, der überwiegend im Gehirn stattfindet, aber dennoch auch den Körper anstrengt. Wenn du dachtest, dass ein Job der nicht viel Muskelkraft benötigt, etwa ein Bürojob oder ein Job als Lehrer, nicht anstrengend ist, dann hast du dich geirrt. Wenn das Gehirn auf Hochtouren läuft, weil es Sätze formulieren, Aufgaben berechnen, Gesetze durchgehen oder Entscheidungen treffen muss, dann ist der ganze Körper gestresst, ohne auch wirklich etwas körperlich Anstrengendes zu tun. Solche Arbeiten sind nicht zu unterschätzen, weswegen auch die Ernährung nicht zu knappgehalten werden sollte. Auch hier kann der Körper ermüden, wenn er nicht genug Energie hat. Auch hier kann er sich durch Heißhunger das holen, was er braucht. In diesem Fall ist es aber mehr das Gehirn, welches fordert, anstatt der Körper selbst.

Kapitel VI

Heißhunger aufgrund von Langeweile

Heißhunger aufgrund von Langeweile

Heißhunger durch Langeweile unterteilt Menschen in zwei Gruppen: Die, die sonst zu viel zu tun haben und keine Langeweile kennen und die, die ständig Langeweile haben.

Zählst du zu Letzteren, dann kann dir nur geraten sein: Such dir ein Hobby!

Klingt hart, ist aber so. Essen bereitet Freude, lässt Menschen sich gut fühlen, löst etwas im Körper aus. Wenn du arbeitslos bist, keine Freunde hast oder irgendwo abseits wohnst, kann es schnell dazu kommen, dass du unter Langeweile leidest und diese mit Essen versuchst zu vertreiben. Ja, es ist aufregender eine langweilige Serie zu schauen und dabei zu essen. Dann wird nämlich auch während dem Sehen der öden Serie der Glückshormonbotenstoff Dopamin freigesetzt.

Hast du zu viel Zeit und leidest dadurch unter häufiger Langeweile, solltest du nach einem Hobby suchen oder versuchen Leute kennenzulernen.

Zählst du zu den Menschen die eigentlich keine Langeweile gewohnt sind aber sie plötzlich haben, ist es oft ein kurzzeitiges Problem. Grund dafür kann eine Trennung, der Verlust des Jobs oder ein Umzug sein, wodurch du dich vielleicht vermehrt zurückziehst. Du solltest dich von Heißhungerattacken nicht einschüchtern oder sie zur Gewohnheit werden lassen. Such einen Job, lerne neue Leute kennen oder suche dir einen neuen Partner – oder triff dich statt mit ihm, lieber mit deinen Freunden. Heißhunger sollte in diesem Fall keine Gefahr, sondern eher eine zeitweilige Unart sein, welcher du aus dem Weg gehen kannst, wenn du sie bewusst wahrnimmst.

Kapitel VII

Heißhunger aufgrund von Diabetes

Heißhunger aufgrund von Diabetes
Bei Diabetikern kann es häufig zu einer Unterzuckerung kommen. Grund hierfür ist das fehlende oder nur mangelhaft bestehende Insulin. Was viele nicht wissen, ist, dass Diabetes eine Autoimmunerkrankung ist. Das Insulin wird von Zellen in der Bauchspeicheldrüse produziert. Ist eine Person an Diabetes erkrankt, dann zerstört der Körper diese Zellen und er kann nur noch reduziert Insulin produzieren. Da Insulin aber den Blutzucker reguliert, ist es für den Körper unverzichtbar. Ist die letzte Injektion von Insulin bereits eine Weile her, fand eine sehr anstrengende Tätigkeit statt oder besteht unwissentlich eine leichte Form der Diabetes, dann kann es zu einer Unterzuckerung kommen, die den Heißhunger auf Süßes weckt, denn so will der Körper das Zuckerdefizit beheben. Ratsam ist es im Fall einer Unterzuckerung auf Traubenzucker zurückzugreifen, da dieser schnell ins Blut übergeht und am gesündesten ist.

Tatsächlich kann beim Auftreten von häufigem Heißhunger eine unentdeckte Diabetes vorhanden sein. Im Zweifelsfall solltest du einen Arzt aufsuchen, damit schnell geklärt werden kann, ob tatsächlich Diabetes der Grund für deine Fressattacken ist oder ob die Ursache woanders liegt.

Kapitel VIII

Heißhunger aufgrund von Kummer, Aufregung und emotionalem Schmerz

Heißhunger aufgrund von Kummer, Aufregung und emotionalem Schmerz

Auf emotionaler Ebene kann für manch einen die Tafel Schokolade oder die knisternde Tüte Chips hilfreicher als der beste Freund oder die beste Freundin sein. Man muss nichts sagen, mit dem Verschwinden der Leckereien im Mund, wird scheinbar alles besser. Kurzfristig kann das auch sein, langfristig gesehen bietet aber selbst der leckerste Snack keine Lösung.

Emotionaler Schmerz und Kummer kann zu regelrechten Fressanfällen führen, der über Stunden in durchgehendem Essen enden kann. Je nach Grund und Dauer der Situation, kann das Kummeressen über Wochen hinweg gehen, bis die Emotionen abgeebbt sind oder das Problem gelöst ist.

Gründe, weshalb Snacks so hilfreich sind, gibt es verschiedene. Zum einen ist auch hier der Punkt da, dass die Snacks das Gemüt aufhellen, die Laune verbessern und Glückshormone erzeugen. Es scheint erst mal alles besser, immerhin scheint ein Fünkchen Freude da zu sein – auch wenn diese Freude in dem Moment nur durch die Torte, die Schokolade oder die Pizza ausgelöst wird.

Weiter nehmen wir den positiven Effekt des Essens aber auch aus der Kindheit mit, was du vor allem auf Snacks auslegen kannst. Hier liegt der Grund in der einfachen Psychologie. Fast jeder kennt es aus der Kindheit: Mit etwas Süßem wurde belohnt! Zimmer aufgeräumt? Gut benommen? Top Noten? Belohnt wurde zumindest in den jungen Jahren immer mit Süßigkeiten.

Aber auch Trost spenden viele Menschen mit Süßigkeiten. Kinder lassen sich leicht ablenken. Wird ihnen ein Lolli in die Hand gedrückt, vergessen sie schnell, dass eben vergossene Tränen noch warm über ihre Wangen kullern. Unterbewusst erinnert sich der Körper an den Belohnungs- und Trosteffekt, welchen Snacks haben können, weshalb damit der positive Effekt noch stärker ist.

Aber auch bei nicht zwingend negativen Gefühlen wie Aufregung und Nervosität kann Essen einen positiven Effekt haben. So kann ein Snack beruhigend wirken, wenn er bei bestehender Aufregung gegessen wird.

Hierbei ist aber darauf zu achten nur in geringen Maßen zu essen, da die Aufregung gemeinsam mit dem Essen sich auch schnell in fruchtende Übelkeit umwandeln kann.

Dein Körper weiß das, er kennt sich selbst am besten und so fordert er bei emotionalem Schmerz, Angst, Kummer, Aufregung und Nervosität sogenannte Nervennahrung ein. Eine Fressattacke sollte aber schnellsten eingeschränkt werden, da die negativen Emotionen sonst schnell intensiver oder noch negativer werden können. Durch übermäßigen Verzehr von ungesunden Lebensmitteln kann sich schnell ein schlechtes Gewissen entwickeln und dieses hat in der Regel keinen positiven Effekt auf die Situation.

Kapitel IX

Heißhunger aufgrund von Essen

Heißhunger aufgrund von Essen
So merkwürdig es auch klingen mag, aber Essen kann auch Heißhunger entstehen lassen. Das kennst sicher auch du. Denk mal daran wie es ist, wenn du in die Chipstüte oder Kekspackung greifst oder was mit der Schokoladentafel wird, wenn sie einmal angerissen ist. Viele können sich dann nicht beherrschen und greifen immer wieder zu, wenn sie einmal angefangen haben. Das kann schnell zu einer Fressattacke führen, obwohl man eigentlich nur hatte einmal zugreifen wollen.

Heißhunger aufgrund einer Schwangerschaft
Eine der bekanntesten aber auch positivsten Gründe für Heißhunger ist eine Schwangerschaft. Wenn du schwanger bist, kann es öfter vorkommen, dass du von schrecklichem Heißhunger geplagt wirst und plötzlich alles greifbare essen willst. Noch schlimmer ist es, wenn du Appetit auf etwas hast, was sich nicht im Haus befindet. Nicht selten wird der Mann dann losgeschickt und muss zu später oder früher Stunde – oder einfach mitten am Tag in den Supermarkt, um zum Beispiel Käse, Schokoladensoße und Chips zu kaufen, damit du deinen merkwürdigen Gelüsten nachgeben kannst. Auch als Schwangere solltest du deinen Appetit zügeln, denn die Ausrede für Zwei zu essen, gilt nicht. Tatsächlich ist der Mehrbedarf kaum größer als bei Frauen, die nicht schwanger sind, aber dennoch sollte das Augenmerk auf einer gesunden Ernährung liegen, da diese umso wichtiger für das Baby ist. Ein Grund mehr den Heißhungerattacken zu entkommen. Natürlich darfst du auch mal nachgeben, zur Angewohnheit werden sollte es aber nicht. Fressattacken können durchaus schädlich für das Kind sein – wenn Heißhunger, dann bitte auf Obst und Gemüse! Übrigens ist nicht das Kind schuld an den Heißhungerattacken, sondern dein Hormonhaushalt, der total verrückt spielt. Nicht ohne Grund hast du plötzlich Lust auf Lebensmittelkombinationen, die andere widerlich finden und die dir früher nie in den Sinn gekommen wären.

Akute Hilfe gegen Heißhungerattacken
Es gibt Möglichkeiten, die man bei akut auftretenden Heißhungeratta-

cken direkt verwenden kann. Diese sind besonders dann nützlich, wenn du der Heißhungerattacke nicht nachgeben willst, aber auch nicht über einen längeren Zeitraum den Heißhunger verspüren möchtest.

Wasser kann manchmal Wunder helfen, ganz besonders dann, wenn der Heißhunger gerade da ist oder du etwas gegessen hast, was Lust auf mehr macht. Der Heißhunger nach dem Essen ist zwar einfach zu vermeiden, aber tatsächlich zählt essen zu einer der häufigsten Ursachen von Heißhunger. Grund dafür ist zum einen, dass der Körper bereits beim ersten Bissen beginnt Glücksgefühle zu entwickeln, zum anderen, weil immer noch etwas Geschmack im Mund zurückbleibt, der Lust auf Nachschlag macht. Isst du ein paar Chips oder ein Stück Schokolade und trinkst danach Wasser, dann wirst du sehen, dass du gar keinen Heißhunger entwickelst und oft sogar direkt vergisst, dass du noch mehr von der Köstlichkeit hast.

Nicht direkt als Akut-Hilfe, aber zumindest gezielt in einer Heißhungerphase anwendbar, ist die Zufuhr von Proteinen. Gezielt proteinreiche Kost zu verwenden, jagt dir quasi den Heißhunger aus dem Leib, denn Proteine geben deinem Körper Energie und treiben den Stoffwechsel an. Dein Körper verwertet besser was er gegessen hat und reguliert die Zufuhr. Außerdem machen Proteine satt. Neben Protein-Shakes, Protein-Puddings und Protein-Riegeln, kannst du auch durch Fleisch, Bohnen und Natur-Molkereiprodukte deinem Körper Proteine zuführen und so den Heißhunger bekämpfen.
Ungesüßter Naturjoghurt und Quark kann auch akut den Heißhunger vertreiben, ist aber nicht jedermanns Geschmack.

Heißgetränke sind zwar im Sommer nicht so optimal, aber sie können hervorragend gegen Heißhunger eingesetzt werden. Das geht sehr gut akut aber auch vorbeugend. Tatsächlich verschwindet der Heißhunger direkt mit dem Trinken des heißen Getränks, wobei dieses ungesüßt sein sollte. Hervorragend einsetzbar ist das besonders bei Heißhunger nach dem Essen, am Morgen und Abend. Nach dem Frühstück eine Tasse Kaffee und nach dem Abendbrot eine Tasse Tee ist ein schönes Ritual - und schon gibt es keine Probleme mit Heißhunger bis zum Mittagessen oder mit verhängnisvollen Abend-Snacks. Bei extremem Heißhunger kann auch bestimmter Tee besser helfen als anderer. Pfefferminztee und Grüner Tee sind besonders gut geeignet, um Fressattacken zu unterdrücken.

Bewegung kann mehr helfen als man glaubt. Bewegung, insbesondere Sport, ist nicht nur gut für den Körper und die Figur, sondern beseitigt sogar Heißhunger. Wichtig ist nur, nicht zu übertreiben, sonst kann der gegenteilige Effekt eintreten und der Körper erst recht nach neuer Energie lechzen. Ratsam ist leichter Sport oder einfach Bewegung durch einen Spaziergang.
Neben der Bewegung selbst hilft auch die verworfene Gelegenheit gegen den Heißhunger. Wenn du nicht durch eine Einkaufspassage läufst, sondern eher durch einen Park oder wenn du ins Fitnessstudio gehst, dann hast du schlichtweg auch schlechtere Chancen auf Snacks und kannst entsprechend dem Heißhunger nicht nachgeben. Beim Verlassen der Wohnung kein Geld mitzunehmen, kann direkt im Kopf die Lust auf Süßes oder Herzhaftes ausschalten, denn ohne Geld kein Essen – das begreift nach kurzer Zeit nicht nur dein Kopf, sondern auch dein Körper.

Entspannung und Meditation kann hervorragend gegen Heißhunger helfen. Lässt du gezielt los, meditierst du oder legst du dich einfach etwas hin und relaxt, dann lässt auch Heißhunger nach. Wo Stress und Anstrengung Heißhunger auslösen kann, hilft das Gegenteil auch dagegen. Wichtig ist hier aber, dass die Entspannung nicht in Langeweile übergeht, da dann wiederum der Heißhunger geschürt werden kann.

Ehrlichkeit mit dir selbst ist extrem wichtig – immer. Bei Heißhunger kann sie diesen sogar vertreiben. Grund warum das hilft, ist das Klick im Kopf. Wenn du dir ehrlich sagst, dass es unnötig ist dies oder jenes zu essen, dass die Schokolade die Trennung vom Partner auch nicht rückgängig machen kann oder die Kekse den Chef nicht netter werden lassen, dann ist es einfacher zu verzichten. Auch kann es helfen, wenn du dir über die Konsequenzen bewusst wirst, wenn du dies oder jenes isst. Eine mögliche Gewichtszunahme ist immer ein guter Grund die Finger vom

Snack zu lassen.

Kapitel X

Wie wird man Heißhunger im Alltag los?

Wie wird man Heißhunger im Alltag los?
Bevor du versuchst deinen Heißhunger im Alltag loszuwerden, solltest du dich und deinen Körper einmal selbst durchleuchten, denn nicht immer ist es sinnvoll die Fressattacken einfach durch Veränderungen im Leben loszuwerden. Manchmal sollte man auch erst mal einen Arzt besuchen, um eine gesundheitliche Ursache auszuschließen. Das gilt besonders dann, wenn der Heißhunger bereits weitere Folgen mit sich zieht oder von extremem Ausmaß ist. Das ist zum Beispiel dann, wenn:

- die Heißhungerattacken täglich auftauchen und nicht nur aus ein oder zwei Stücken Schokolade bestehen.

- du dich gezielt nach der Fressattacke übergibst, denn hierbei kann es sich um eine Ess- oder Verdauungsstörung handeln.

- bereits starkes Übergewicht entstanden ist. In diesem Fall solltest du mit deinem Arzt besprechen, ob mit dem Bewältigen der Heißhungerattacke auch zeitgleich eine Diät stattfinden sollte. Vielleicht wäre auch eine Kur sinnvoll.

- dein Körper dir ständig Hunger signalisiert. Solltest du dadurch eine erhöhte Lebensmittelaufnahme haben, aber dennoch abnehmen, dann können verschiedene Krankheiten der Auslöser dafür sein. Im besonderen Verdacht steht hier eine Schilddrüsenüberfunktion. Dies sollte in jedem Fall von einem Arzt überprüft und gegebenenfalls behandelt werden.

- dein Körper nur gelegentlich unter Heißhungerattacken leidet, du dich ansonsten aber normal ernährst, dich ständig erschöpft fühlst und trotz allem an Gewicht zunimmst, kann eine Schilddrüsenunterfunktion schuld daran sein, die ärztlich behandelt werden sollte.

- sich neben der Fressattacken, folgende Symptome bemerkbar machen: Nervosität, Magenschmerzen, Kopfschmerzen, Depressionen, Niedergeschlagenheit, Durchfall, Verstopfung, Sehstörungen, Stressgefühl.

Bei all diesen Symptomen sollte ein Arzt eine Behandlung beginnen, denn die Ursachen können schlicht bis ernsthaft gesundheitsgefährdend sein. In jedem Fall ist eine Behandlung sinnvoll um eine bessere Lebensqualität wieder herzustellen.

Ist keine Hilfe eines Arztes nötig, so kann der Kampf gegen den Heißhunger in der Regel sehr gut in den Alltag integriert werden.

Sei offen für Änderungen, lege Gewohnheiten ab und fühle dich wohl!
Viele von uns haben bestimmte Essgewohnheiten – vielleicht auch du. Sich diese abzugewöhnen kann leichter sein, als du vielleicht denken magst, besonders dann, wenn du dir erst ganz frisch bewusst wirst diese Gewohnheiten zu haben. Viele von uns bemerken selbst nicht, wie sie gewisse Snacks oder Mahlzeiten jeden Tag zu sich nehmen, obwohl sie eigentlich gar keinen Hunger oder Appetit haben.
Wenn du zum Beispiel gern abends beim Fernsehen Schokolade oder Chips oder andere Snacks isst, dann iss sie wenn, dann bewusst und nicht, weil du es gewohnt bist und es zu deinem abendlichen Ritual gehört. Oder die Kekse auf Arbeit, die in einer Schüssel an deinem Arbeitsplatz stehen – unbewusst zugreifen ist trotzdem zugreifen! Auch der Nachtisch nach dem Mittag ist verzichtbar, wenn du satt bist. Es sind viele einfache Dinge, aber sie sind da und sie schüren wiederum den Heißhunger auf weiteres Essen. Wenn du snackst weil du etwas kauen willst und nicht weil die Kekse so fantastisch schmecken oder die Schokolade so auf der Zunge zergeht, dann gibt es auch gesunde Alternativen. Schneide dir Möhren klein oder eine Gurke in Scheiben. Diese können diese Nebenbeschäftigung gesund statt kalorienreich machen.

Bestimmte Rituale kannst du aber auch ganz vermeiden, wie zum Beispiel ein regelmäßiger Besuch in der Cafeteria oder ein Snack beim Warten auf den Zug. Manche Änderungen von Gewohnheiten fallen schwer und vor allem das Ablegen von Gewohnheiten ist nicht einfach. Du solltest geduldig mit dir selbst sein, wenn es nicht gleich klappt und gegebenenfalls dich auch einfach Stufenweise um- oder entwöhnen.

Leg die Süßigkeiten weiter weg.
Wenn du gern in dem Fach unterm Tisch oder im Beistellschränkchen deine Vorräte aufbewahrst, kannst die Snacks einfach w anders aufbewahren – nämlich dort, wo es nicht so bequem ist an Nachschub zu

kommen. Das kann der Kühlschrank, der Keller oder einfach das oberste Fach in der Küche sein. Du musst ja auch nicht ganz verzichten, aber so eine Tafel Schokolade oder eine Packung Kekse kann schon sehr verführerisch sein, wenn sie nur eine Armlänge weit weg liegt. Willst du etwas naschen, nimmst du dir am besten ein paar Stücke und machst es dir dann bequem, während der Rest in der Packung an besagtem unbequemem Ort verweilt. So schaltet dein Kopf automatisch um und lässt den Heißhunger abebben, wenn das, was du genommen hast, aufgebraucht ist.

Diese Methode kannst du also ganz einfach in deinen Alltag integrieren und davon super easy profitieren.

Keine Snacks kaufen!

Du kennst deine Schwäche am besten selbst: Snackst du gern Schokolade oder Chips? Oder schneidest du dir gern eine dicke Scheibe der Alpensalami ab und isst sie so? Was auch immer es ist – kaufe es einfach nicht! Verzichte bei deinen Einkäufen auf die Schwachmacher, auch wenn das manchmal schwerfällt. Auch hier musst du nicht ganz verzichten, ab und zu darf es ja mal sein, aber packe es nicht jedes Mal in den Einkaufswagen und schon gar nicht vorrätig!

Was nicht gekauft wird, kann daheim auch nicht gegessen werden. Selbst wenn dich dann zu Hause der Heißhunger überkommt, wird der schnell wieder verschwinden, wenn dein Kopf begreift, dass das Objekt der Begierde gar nicht da ist.

Tipp: Iss vor dem Einkaufen etwas, denn mit leerem Magen ist der Verzicht beim Einkaufen viel schwerer, als wenn du satt bist.

Iss richtig!

Regelmäßiges Essen ist wichtig für den Kampf gegen den Heißhunger, daher ist es wichtig, dass du dir das Essen in deinen Alltag integrierst. Zum regelmäßigen Essen gehört Frühstück, Mittag und Abendbrot. Wenn es dir dadurch leichter fällt, kannst du dir auch genaue Zeiten für diese Mahlzeiten festlegen. Heißhunger ist zwar kein gewöhnlicher Hunger aber eben trotzdem auch ein Hunger. Mit vollem Magen tritt Heißhunger deutlich seltener auf. Vorteilhaft ist es natürlich, wenn die Mahlzeiten gesund ausfallen. Ebenfalls vorteilhaft ist es, wenn du das Essen mit Obst oder Gemüse abschließt, da diese wenig förderlich für Heißhunger sind, wogegen manche anderen Lebensmittel den Heißhunger fördern können.

Plane dein Essen
Ganz klar, das Essen vorauszuplanen ist nicht für jeden etwas und auch nicht bei jedem möglich. Wenn du dein Essen ein paar Tage vorausplanen kannst, dann ist es vielleicht hilfreich für dich, wenn du das tust, denn wenn du dir selbst klare Vorschriften machst was du wann isst, dann lässt dein Gehirn auch nicht so schnell Heißhunger zu. Wie weit du dein Essen vorausplanst ist im Grunde egal, weniger als 4 Tage sollte das aber nicht sein, da so nicht so einfach der „Ach, ich kann ja morgen ... - Gedanke“ aufkommt.
Schau also, was du die nächsten Tage vorhast, integriere das geplante Essen darin oder kaufe direkt gezielt und passend für die geplanten Mahlzeiten ein.

So sehr profitierst du von einer kontrollierten, gesunden Ernährung, wenn du Heißhunger nicht zulässt.
Gesund ist leicht gesagt und besonders für Freunde von Snacks und anderen Leckereien hört sich das Wort „gesund“ oft abschreckend und irgendwie negativ an. Gesund heiß nicht gleich Obst und Gemüse, denn zu einer gesunden Ernährung gehören auch Fleisch und Molkerei Produkte. Auch Süßigkeiten und Snacks sind erlaubt, nur sollten sie nicht in den Massen vertilgt werden, wie es bei einem Großteil der Menschen der Fall ist.
Ein Stück Schokolade, nicht die ganze Tafel.
Eine Handvoll Chips, nicht die ganze Tüte.
Zwei Kekse, nicht die ganze Packung.
Ein Scheibchen Wurst, nicht ein dicker Brocken.
Ein Stück Kuchen, nicht der ganze.

Wenn du es schaffst von Masse auf Maße umzusteigen, wirst du schnell sehen was das mit dir macht. Dein Selbstbewusstsein wird gekräftigt. Wenn du begreifst, dass du dich wirklich beherrschen kannst, wirst du schnell sehen, wie dein Selbstwertgefühl sich steigert. Du wirst positiver und strahlst das auch aus. Dein Denken ändert sich, wird positiver und ist nicht mehr so stark vom Essen geprägt. Du wirst nicht doch noch mal beim Supermarkt halten um eine Pizza und Schokolade zu holen. Du wirst lieber nach Hause fahren und dich auf eine ausgewogene Mahlzeit freuen. Wenn du die erste Stufe geschafft hast, wird es dir von Tag zu Tag leichter fallen auf alte Schwächen zu verzichten. Freude kommt auf, weil Erfolg da ist. Nach außen hin wirst du regelrecht strahlen, was andere sehen. Wenn du positiv bist, strahlt das auch auf deine Mitmenschen aus. Gute Laune ist richtig ansteckend, deswegen tust du damit nicht nur dir, sondern auch anderen etwas Gutes. Auch wird durch die positive Energie deine Beliebtheit steigen. Menschen suchen Menschen die zufrieden sind, positives ausstrahlen. Niemand möchte von schlechter Laune angesteckt werden.

Wenn du abnimmst, wird das die obigen Auswirkungen verstärken, denn wenn du dich durch den Verlust von Pfunden in deinem Körper wohler fühlst, sieht man dir das an. Dein Selbstbewusstsein und dein Selbstwertgefühl steigen noch mehr als ohnehin schon und überhaupt, gesünder ist das für deinen Körper auch. Außerdem hat eine Gewichtsabnahme auch viele positive Nebeneffekte, die viele gar nicht gleich bedenken. Die meisten denken, dass sie dann schneller einen Partner finden und schönere Kleidung. Gewichtsverlust bedeutet aber auch, dass der Bewegungsfreiraum viel größer ist, da die überschüssigen Pfunde nicht mehr einschränken. Während vorher Sit-ups vielleicht gar nicht möglich waren, weil der Bauch sich beim Heben des Rumpfes zusammengedrückt hat und im Weg war, so ist es mit jedem verlorenen Gramm immer leichter, denn umso weniger Bauch im Weg ist, umso mehr kann der Rumpf gehoben werden. Das nicht nur praktisch, sondern weckt auch wieder positive Gefühle. Ein weiterer Punkt ist, dass mit weniger Gewicht auch weniger Anstrengung da ist. Das heißt, du wirst mit dem Gewichtsverlust auch ausdauernder, was wieder motivierend wirkt und zu noch mehr Bewegung antreibt.
Durch ein positives Erlebnis werden also auch weitere positive Erlebnis-

se ausgelöst, was zu einem richtigen Schwall an Glücksgefühlen führen kann.

Weiter hilft dir auch bereits der erste Erfolg beim Weitermachen. Durch den Verlust von Gewicht oder das erfolgreiche Verzichten von ungesunden Mahlzeiten und Snacks, entstehen die ganzen positiven Emotionen, welche wiederum dafür sorgen, dass dein Gehirn dich, wenn auch meist unterbewusst dazu drängt weiter zu machen und dir dabei hilft. Es schaltet automatisch die Faktoren aus, die du bekämpfst – den Heißhunger.
Oft ist dieser am ehesten besiegt, Gewohnheiten und Rituale sind meist schwerer zu bewältigen. Das wiederum zeigt aber nur einmal mehr, dass Essen durchaus süchtig machen kann, denn das Rauchen abzugewöhnen läuft ähnlich. Die körperliche Abhängigkeit ist nach wenigen Tagen vorüber und kein Problem mehr. Die Rituale und Gewohnheiten sind das Schwierige, die den Raucher immer wieder zur imaginären Schachtel greifen lässt. Auch da ist es hilfreich davon abzulenken oder alternativ nach einer gesunden Variante, zum Beispiel zuckerfreien Kaugummis zu greifen.
Wenn du etwas Geld weglegst, was du sonst für deine Lieblingssnacks ausgegeben hast, kann das auch zu einem späteren, weiteren Zeitpunkt für Glücksgefühle sorgen. Nämlich dann, wenn du irgendwann das Sparschwein schlachtest und dir etwas Schönes für das gesparte Geld kaufen kannst. Zum Beispiel neue Kleidung, da die alte dir bis dahin vielleicht zu groß geworden ist.

Tatsache ist, irrelevant wie ausgeprägt die Heißhungerattacken sind und welche Ursache sie haben, dass ein Mensch mit einem gesunden Essverhalten und ohne Heißhunger, meist glücklicher ist und eine positivere Ausstrahlung besitzt als Menschen mit einem gestörten Essverhalten und ständigen Fressattacken.